LE TYPHUS

DU

PAQUEBOT-POSTE GIRONDE

ET LE

SERVICE SANITAIRE DE PAUILLAC

NOTE LUE A L'ACADÉMIE DE MÉDECINE

PAR

Le Dr JACCOUD

Professeur agrégé à la Faculté de médecine de Paris
Médecin de l'hôpital Lariboisière
Etc., etc.

PARIS

A. DELAHAYE, LIBRAIRE-ÉDITEUR

PLACE DE L'ÉCOLE-DE-MÉDECINE

1874

LE TYPHUS

DU

PAQUEBOT-POSTE GIRONDE

ET LE

SERVICE SANITAIRE DE PAUILLAC

EXTRAIT DE LA GAZETTE HEBDOMADAIRE DE MÉDECINE ET DE CHIRURGIE.

PARIS. — IMPRIMERIE DE E. MARTINET, RUE MIGNON, 2

LE TYPHUS

DU

PAQUEBOT-POSTE GIRONDE

ET LE

SERVICE SANITAIRE DE PAUILLAC

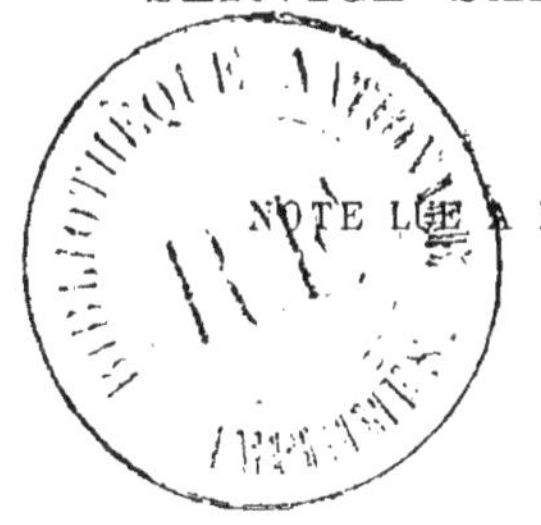

NOTE LUE A L'ACADÉMIE DE MÉDECINE

PAR

LE Dr JACCOUD
Professeur agrégé à la Faculté de médecine de Paris
Médecin de l'hôpital Lariboisière
Etc., etc.

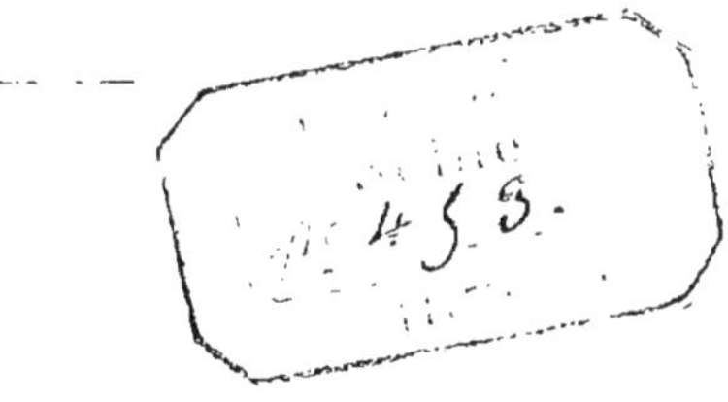

PARIS
A. DELAHAYE, LIBRAIRE-ÉDITEUR
PLACE DE L'ÉCOLE-DE-MÉDECINE
1874

Ce travail m'a valu bien des critiques amères ; pourtant, en m'abstenant de le produire, j'aurais pensé faillir à mon devoir. Quelques parties de mon récit ont paru empreintes d'une vivacité exagérée, il est possible ; mais on ne doit en accuser que l'énergie de mes convictions, et non pas un désir d'attaques personnelles, que j'ai évitées avec une constante sollicitude.

Du reste, les faits principaux signalés par moi n'ont pu, quant au fond, être approuvés par la commission ; aussi suis-je convaincu qu'ils ne se reproduiront pas.

Je suis certain que, le cas échéant, on ne verra plus es malades abandonnés à bord pendant huit jours, dans le foyer même où ils ont contracté leur maladie ; — je suis certain qu'on ne verra plus une portion des passagers contraints de rester à bord, pendant trois jours, en contact avec les malades dans le milieu infecté ; — je suis certain qu'on ne verra plus rapprochés dans une même enceinte, et communiquant librement entre eux, les passagers d'un navire entaché d'une maladie transmissible, et les passagers d'un autre navire dont l'état sanitaire est irréprochable ; — je suis certain que l'administration s'empressera d'améliorer, sous tous les rapports, le lazaret de Pauillac, de manière à établir le parallélisme qui est indispensable entre ses règlements et ses établissements quarantenaires ; — je suis certain enfin que les crédits nécessaires, vainement sollicités depuis plusieurs années, seront désormais plus facilement obtenus. Le but d'utilité publique que j'ai seul poursuivi est ainsi pleinement atteint, et ce résultat a de quoi me faire aisément oublier d'injustes appréciations.

31 décembre 1874.

LE TYPHUS

DU

PAQUEBOT-POSTE GIRONDE

ET LE

SERVICE SANITAIRE DE PAUILLAC

I

MESSIEURS,

Je viens porter à la connaissance de l'Académie les incidents pathologiques qui se sont produits à bord de la *Gironde* pendant sa traversée de retour de la Plata et du Brésil en Europe, et les mesures quarantenaires qui ont été prises à l'arrivée du navire à Pauillac, station sanitaire des bâtiments à destination de Bordeaux (1). Ces faits sont également importants au point de vue médical et au point de vue de l'hygiène publique, et par là ils sont déjà dignes de votre attention; mais il s'y rattache, en outre, une question de dignité, d'intérêt pour la France, et cette seule considération m'eût déterminé à la communication que j'ai l'honneur de vous faire aujourd'hui, car elle a pris à mes yeux la signification d'un devoir à remplir.

Le paquebot-poste *Gironde*, de la compagnie des Messageries maritimes, est un navire de construction récente, non moins remarquable par la puissance de sa marche que par la beauté

(1) Ce travail a été rédigé il y a trois mois; mais je ne suis rentré à Paris que vers la fin d'octobre, et tandis que la première partie a pu être lue dans la séance académique du 24 novembre, les exigences de l'ordre du jour ont retardé la lecture de la seconde jusqu'au 22 décembre.

des aménagements intérieurs, pour lesquels ont été largement utilisés tous les progrès de l'hygiène navale.

La ventilation générale du navire est parfaite, les cabines sont grandes et largement aérées, même lorsque les sabords sont fermés, parce que les parois et les portes sont à claire-voie; les logements même de l'équipage et les dortoirs des passagers de troisième classe répondent, dans la mesure du possible, à toutes les exigences de l'hygiène; enfin l'admirable propreté qui règne dans toutes les parties du navire, sans exception, est vraiment au-dessus de tout éloge. Ce n'est pas tout : dans son voyage d'aller, la *Gironde* avait à transporter à Rio-Janeiro la princesse impériale du Brésil, et pour cette occasion le bâtiment avait été complétement nettoyé et totalement repeint à neuf; au retour en Europe, les peintures avaient encore toute leur fraîcheur; aucune de ces odeurs *sui generis*, si pénibles à bord, n'était appréciable; la propreté du paquebot était immaculée; c'était vraiment un navire neuf, présentant, au point de vue sanitaire, l'idéal du désirable.

Le voyage d'aller fut accompli dans les conditions les plus satisfaisantes: partie de Bordeaux le 5 juin, la *Gironde* touchait Rio le 22 au matin et arrivait à Buenos-Ayres, terme de son parcours, le 28 du même mois. Après un stationnement que la précocité exceptionnelle de l'arrivée rendit un peu plus long que de coutume, le navire quittait Buenos-Ayres le 10 juillet; après avoir touché Montevideo, il entrait en rade de Rio le 16 à midi, et en repartait le 17, à trois heures du soir. C'est alors que nous sommes montés à bord, ma femme et moi, pour reprendre la route de l'Europe.

Dans la journée du 20 juillet, deux jours et demi après notre départ, le capitaine Giost, l'habile commandant de la *Gironde*, me confie qu'il a, depuis quarante-huit à soixante heures, quelques hommes d'équipage et quelques garçons exemptés de service pour cause de maladie; il ajoute que le médecin du bord hésite encore à qualifier ce mal, et qu'en raison du temps assez long qui nous sépare de notre première escale, ces hommes ont été portés sur le rapport quotidien comme atteints de courbature fébrile. La connaissance du mode d'invasion et des symptômes initiaux de ce mal ne permet pas, en effet, d'en affirmer dès ce moment la nature, mais elle suffit, et au delà, pour établir qu'il ne s'agit point d'une courbature fébrile, mais bien d'une fièvre.

Le début a présenté deux modalités distinctes. Toutes deux étaient brusques; mais l'une était intermittente et oscillante, l'autre continue et progressive. — Dans l'invasion irrégulière, le premier symptôme était une céphalalgie forte avec fièvre intense, le malade était obligé de se coucher; mais quelques heures après ou le lendemain au plus tard, il se trouvait assez bien pour se relever, il se croyait guéri, et de fait il pouvait reprendre son travail; mais au bout de vingt-quatre heures, un peu plus tôt, un peu plus tard, les mêmes phénomènes se reproduisaient; si le premier accès de fièvre n'avait pas été accompagné de délire, il l'était alors; bientôt une rémission moins complète de la fièvre et des symptômes céphaliques permettait de nouveau au malade de se lever pour quelques heures; il était alors sombre, taciturne, et cette modification psychique suffisait pour démontrer la persistance d'un état morbide sérieux, malgré l'atténuation momentanée des autres phénomènes. Après une série de ces alternatives embrassant une période de quatre à sept jours, la maladie arrivait à l'état continu dont il sera bientôt question. Le pilote portugais qui avait sorti le navire de la rade de Lisbonne à son voyage d'aller, et qui était resté à bord pour diriger au retour la manœuvre de l'entrée du Tage, a présenté le type parfait de cette invasion oscillante; il fut d'ailleurs le premier malade. Dès le 17, jour du départ de Rio, huit jours après le départ de Buenos-Ayres, il présenta de la céphalalgie avec fièvre et divagations momentanées, et la période intermittente s'est prolongée jusqu'au 24 au matin.

Cette invasion hésitante et comme saccadée fut également très-nette chez un garçon de salle nommé Vallot. D'une constitution remarquablement forte, cet individu, âgé de vingt-cinq à trente ans, fut pris le 20 juillet d'anorexie, de céphalalgie et de fièvre; un émélo-cathartique administré le soir même ne modifie pas cet état, du moins pour le lendemain; mais le 22 le malade se lève et se dit guéri; le 23, en revanche, il reprend le lit de lui-même; le soir de ce jour il est mieux et la nuit est bonne. Le 24 au matin il commence à divaguer et à se plaindre de nouveau de la tête; mais après midi il se trouve bien; il se lève, fait son service, de quatre à cinq heures il aide à dresser le couvert; à cinq heures il commence à servir le dîner, mais avant la fin du repas il disparaît et regagne son lit; la période oscillante ayant ainsi duré chez lui du 20 au matin jusqu'au 24 au soir.

Ce mode de début fut observé ultérieurement chez un certain nombre de malades, et en somme il présenta à peu près la même fréquence que l'autre.

L'invasion continue et progressive était caractérisée par les mêmes symptômes céphaliques, et par une fièvre dont la continuité n'était rompue que par la rémission du matin. Dès le premier jour, l'individu frappé était définitivement constitué malade au lit; et les phénomènes initiaux, de même que ceux qui venaient ultérieurement s'y joindre, suivant une marche régulièrement progressive, le patient présentait du cinquième au huitième jour un état véritablement grave.

Dès que j'eus reçu la communication du commandant, dès que je fus renseigné sur les caractères initiaux de cette maladie, dont les premiers cas ne remontaient alors qu'à trois ou quatre jours, je conçus de sérieuses inquiétudes. Il était déjà bien certain qu'il ne s'agissait ici ni d'une courbature fébrile, ni d'une de ces fièvres bénignes que contractent souvent dans les ports des régions tropicales, sous l'influence combinée de la fatigue et de la chaleur, les hommes employés au débarquement et au chargement des marchandises. Quelle que fût la qualification précise que dût révéler plus tard l'observation, cette maladie s'affirmait dès lors une fièvre grave à marche continue, à détermination encéphalique initiale; le milieu dans lequel cette fièvre prenait naissance suffisait pour légitimer les craintes les plus vives.

Du 21 au 23 juillet, la situation des malades ne présente pas d'aggravation notable ; les symptômes paraissent suivre un cours régulier, mais le nombre des cas a augmenté : il n'y a pas moins de douze individus alités avec la fièvre, la céphalalgie, le délire et une perte complète des forces. Dans la journée du 23, le délire prend chez quelques-uns des malades un caractère plus sombre encore, les paroles incohérentes qu'ils font entendre expriment des craintes de mort ou des idées de suicide, et le 24, vers cinq heures du matin, le pilote portugais, qui avait présenté une invasion oscillante si prolongée, se jette à la mer. Au mois de juillet il fait nuit à cette heure-là dans les régions équatoriales, et ce n'est que dans la matinée que l'on constate la disparition de ce malheureux. C'est ce même jour, 24, on s'en souvient, que le garçon Vallot, après avoir commencé à servir le dîner, dut quitter le salon avant la fin du repas; arrivé dans sa chambre, il se couche sans se déshabiller, et après avoir pendant quelque temps grommelé des paroles confuses, il paraît s'endormir. A huit heures et demie du soir, le cri : un homme à la mer, retentit du haut de la passerelle; c'est Vallot qui vient de se glisser par son sabord, laissant un fragment de son vêtement entre les mains d'un camarade qui avait cherché à le retenir. Le bâtiment stoppe avec une merveilleuse instantanéité; des recherches favorisées par un admirable clair de lune sont poursuivies pendant plus d'une heure, mais tout est inutile; le navire reprend sa marche, et les passagers, mornes et assombris par ce double suicide, descendent silencieusement dans leurs cabines.

Pour moi ces douloureux incidents viennent confirmer un soupçon qu'avaient fait naître la précocité et le caractère du délire; je songe au typhus, et le soir même je m'en ouvre au commandant, ainsi qu'à mon habile et distingué confrère du bord, le docteur Bourcet. Ce dernier avait déjà la même pensée. Nous convenons de garder le secret sur nos craintes et de soumettre les malades à une surveillance continuelle. La précaution était bonne, car dans la nuit du 24 au 25 et dans la journée du lendemain la tendance au suicide devint générale chez tous ceux qui avaient le délire, et si des mesures efficaces n'eussent été prises, nous aurions eu certainement de nouveaux malheurs à déplorer. Cette accentuation toute spéciale du délire était à mes yeux une preuve de plus en faveur de mon diagnostic présumé, lequel avait encore pour lui la soudaineté vraiment brutale du début de la maladie, aussi bien dans la modalité intermittente que dans la continue. Une après-midi, par exemple, un cuisinier, en parfaite santé jusqu'à ce moment, est pris en travaillant de douleur de tête, de délire et de fièvre, le tout au même instant; ses premières divagations portent déjà l'empreinte des idées de mort; il faut le descendre dans son dortoir et l'y enfermer sous la garde d'un surveillant. Une pareille brusquerie observée dans tous les cas, me remettait sans cesse en mémoire le fameux mot de Frank, qui se sentant pris de typhus s'écria, comme on le sait, pour témoigner de la soudaineté de son mal : *Ho ricevuta la pistoletta*. Le rapprochement était forcé.

Quoi qu'il en soit, dès cette journée du 25 les choses étaient assez avancées pour qu'on pût demander le diagnostic à l'observation actuelle, et non plus seulement à la notion anamnestique du mode de début; et pour le matin du 26 nous convenons, avec le docteur Bourcet, de faire en commun une nouvelle visite générale des malades.

Présenter en détail les résultats de mon observation sur les quatorze individus alités ce jour-là, serait à la fois sans intérêt et sans utilité; il suffira de faire connaître l'état des deux patients qui étaient alors le plus gravement atteints.

Le premier par ordre de dates était un jeune homme robuste d'une vingtaine d'années, qui était au septième jour de sa fièvre; elle avait eu chez lui l'invasion intermittente, mais l'état continu était constitué depuis trois ou quatre jours; le malade avait une fièvre forte, le pouls au-dessus de 120, trémulant et dépressible, dicrote par instants; la température, appréciée par l'application de la main dans l'aisselle, était au moins de 40 degrés; la face était pâle, les muscles en étaient incessamment parcourus par des contractions fibrillaires; les yeux, demi-ouverts, n'avaient plus d'expression; l'agitation était continuelle; des soubresauts de tendons secouaient les membres; le patient épluchait ses couvertures en marmottant des paroles tantôt distinctes, tantôt confuses; le délire, plus ou moins éclatant, durait depuis trois jours; il avait été à plusieurs reprises caractérisé par des conceptions tristes, par des idées de mort prochaine et de suicide. Il y avait une toux quinteuse, absolument sèche et très-pénible; l'examen attentif du cœur et des poumons ne révélait rien qui pût donner la raison organique de ce symptôme. La langue était rouge vif, sans enduit, sans fuliginosités, très-sèche mais non fendillée; les lèvres étaient sèches également, mais nettes et non encroûtées. La constipation était dominante; il n'y avait d'évacuations qu'après l'administration de purgatifs et de lavements, les matières ainsi rendues ne présentant d'ailleurs aucune particularité notable. L'abdomen était légèrement météorisé, sans gargouillement. On ne constatait pas d'augmentation de volume dans le foie, non plus que dans la rate; on n'avait jamais observé de vomissement. L'urine était franchement fébrile, mais, à cela près, elle n'offrait aucune altération importante, ni dans sa quantité, ni dans sa qualité. La peau était remarquablement pâle, sans éruption d'aucune sorte; il n'y avait pas, il n'y avait jamais eu d'épistaxis.

Tel était l'état de ce jeune homme au matin du septième jour; il ne se produisit dès lors chez lui aucun phénomène nouveau de quelque importance. L'éruption fut toujours vainement cherchée, de même les signes de catarrhe bronchique, malgré la persistance de la toux. Un instant nous avons pu espérer que sous l'influence du traitement fortement stimulant qui fut dès lors mis en œuvre, le patient pourrait guérir, mais cette espérance fut de courte durée; l'affaiblissement alla croissant, des moments de coma complet vinrent entrecouper le délire, et le 2 août au matin, au moment où nous arrivions en vue de l'embouchure du Tage, ce jeune homme succomba; c'était le quatorzième jour de sa maladie.

L'autre individu, dont l'état était également grave ce jour-là, était un homme de l'équipage, de trente-cinq ans environ, d'une constitution très-vigoureuse ; il était, lui, malade depuis cinq jours; l'invasion avait été continue et rapidement progressive. Les caractères de la fièvre, pouls et température, étaient sensiblement les mêmes que chez le précédent, la toux offrait les mêmes particularités, et l'examen de l'appareil respiratoire et circulatoire était aussi complétement stérile ; la matité hépatique et splénique n'était point augmentée, du moins d'une façon appréciable ; le météorisme était également médiocre, quoique certain ; le délire, enfin, offrait les mêmes caractères; mais là s'arrêtent les ressemblances. Le délire n'était pas constant, et à plusieurs reprises dans la journée on réussissait à fixer l'attention du malade et à obtenir des réponses raisonnables; l'agitation, les soubresauts de tendons faisaient défaut, la face était vultueuse, les yeux animés et injectés ; la langue n'était pas seulement sèche, elle était, ainsi que les lèvres, légèrement fuligineuse ; il y avait depuis le début une diarrhée très-peu abondante, deux évacuations, trois au maximum dans les vingt-quatre heures; l'avant-veille, quelques gouttes de sang s'étaient écoulées du nez; enfin, la peau, dont l'active circulation contrastait étrangement avec l'ischémie cutanée de l'autre malade, était couverte de nombreux *sudamina* sur la poitrine, sur le ventre, entre les épaules, dans le dos et sur la face antérieure des cuisses. Ces *sudamina* n'avaient par eux-mêmes, je m'empresse de le dire, aucune signification, car le malade était vêtu de flanelle, et il fallait en outre compter avec l'éruption vésiculeuse que détermine presque constamment la navigation dans les régions intertropicales ; or, il n'y avait que deux jours et demi que nous avions passé la ligne. Mais avec les *sudamina* on observait sur l'abdomen et sur le thorax un exanthème très-discret constitué par des taches circulaires, d'un rouge vif, qui s'effaçaient lentement et avec une certaine difficulté sous la pression ; ces taches étaient un peu saillantes, elles avaient manifestement le caractère papuleux.

Après de nombreuses alternatives en bien et en mal, sans autre symptôme nouveau que la continuité du délire et l'aggravation de l'adynamie, cet homme finit aussi par succomber en rade de Pauillac, dans la nuit du 6 au 7 août, quarante heures environ après notre arrivée en Gironde, au seizième jour de maladie.

Les douze autres individus, appartenant soit à l'équipage, soit aux chauffeurs, soit aux garçons du salon, étaient alités depuis moins longtemps; plusieurs cependant étaient déjà dans un état assez sérieux, d'autres étaient plus légèrement atteints, mais le caractère des symptômes était identique, les dissemblances ne portaient que sur le degré; chez ceux-là même qui ont guéri le plus rapidement, c'est-à-dire en quatre ou cinq jours, l'affinité pathologique était clairement établie par la prostration d'emblée et par la prédominance des troubles erveux. En fait, considérés ensemble, ces quatorze malades offraient l'empreinte d'un même état morbide, et ils en présentaient tous les degrés possibles depuis le danger prochain jusqu'aux simples désordres céphaliques et gastriques d'une durée presque éphémère. Il était évident que tous ces hommes avaient subi l'action d'une même cause morbigène, dont les effets, identiques quant à la nature, variaient, quant au degré, selon l'individualité organique, et aussi sans doute selon la puissance de l'impression nocive.

Le problème diagnostique pouvait être aisément résolu au moins jusqu'à son avant-dernière étape; ni le mode de début, ni les symptômes initiaux, ni les phénomènes de la période d'état ne permettaient de songer un seul instant à la fièvre jaune. On ne pouvait pas admettre davantage la fièvre rémittente des pays chauds, en raison de la précocité et de la prédominance des désordres encéphaliques, du caractère de la fièvre et de l'absence de tout symptôme gastro-hépatique notable. En fait, le simple examen du facies et de l'habitus extérieur chez les malades le plus gravement atteints, imposait à l'esprit l'idée d'une pyrexie du genre typhus, et l'observation des phénomènes qui ont été exposés venait bientôt donner à ce diagnostic de première vue une sanction définitive. Quant à l'espèce dans le genre, il n'était peut-être pas permis d'être aussi absolument affirmatif. Fièvre typhoïde ou typhus, la chose pouvait être discutée, car, d'un côté comme de l'autre, la maladie était incomplétement caractérisée; toutefois, j'ai pensé trouver des raisons suffisantes pour admettre le typhus dans la soudaineté et la modalité du début, dans la précocité et la tendance spéciale du délire, dans les caractères de la toux, dans l'insignifiance pour ne pas dire la nullité des symptômes abdominaux et thoraciques, enfin dans l'aspect de l'éruption chez les deux malades qui l'ont présentée. Dans trois cas, y compris celui dont j'ai parlé en détail, une légère épistaxis fut observée, mais il n'y avait pas là de quoi ébranler ma conviction, corroborée d'autre part par la coexistence de ces cas très-atténués, qui me rappelaient si bien le *typhus levissimus* signalé par Hildenbrandt dans l'épidémie de Vienne. Comparée au type classique du typhus, la maladie du bord présentait assurément plus d'une irrégularité, mais je ne pouvais m'en étonner beaucoup, car d'après le mode de son développement, la classe des individus frappés et la presque simultanéité des cas, j'étais bien certain dès ce moment que cette petite épidémie avait été provoquée par une cause toute spéciale, et que là étaient l'origine et l'explication des anomalies observées.

Éclairé sur la nature du mal, je me préoccupai aussitôt d'en rechercher la cause, dont la découverte pouvait avoir un immense intérêt, soit pour le salut de l'équipage et des passagers de la *Gironde*, soit pour l'indication de mesures ultérieures d'une portée plus générale.

Dans cette investigation, la première question à résoudre était évidemment la suivante: la maladie a-t-elle été importée sur le navire, ou bien est-elle née à bord? Dans l'espèce, la réponse était sans difficultés. La *Gironde* avait accompli son voyage d'Europe à la Plata dans d'excellentes conditions sanitaires. Un enfant embarqué à Bordeaux pendant l'incubation de la rougeole avait communiqué cette fièvre à quelques passagers, mais les cas avaient été d'une remarquable bénignité; déjà, à l'arrivée à Rio, il n'en était plus question, et en touchant Buenos-Ayres, équipage et passagers étaient dans un parfait état de santé. D'un autre côté, le navire n'a pu prendre à la Plata aucune maladie suspecte : soit à Buenos-Ayres, soit à Montevideo, l'état sanitaire était irréprochable ; depuis plusieurs mois les patentes de ces deux ports étaient absolument nettes, il n'y avait ni typhus, ni choléra, ni fièvre jaune. Le navire aurait pu être infecté à Rio-de-Janeiro pendant son escale au voyage d'aller, cela est vrai ; mais il ne pouvait prendre de Rio que ce qui y existait à ce moment-là, c'est-à-dire la fièvre jaune ; et j'ai démontré que la maladie du bord, même dans les cas mortels où elle a pu être observée pendant la totalité de son évolution, n'a présenté aucun symptôme qui la rapprochât à un degré quelconque du *vomito negro*. Quant au typhus et à la fièvre typhoïde, il n'y en avait pas plus à Rio qu'à la Plata.

Donc, la maladie qui a sévi sur l'équipage de la *Gironde*, pendant son voyage de retour, n'a pas été apportée sur le navire elle y est née ; cette première conclusion me paraît inattaquable.

Sous quelle influence la maladie a-t-elle pris naissance? Telle est alors la question qui surgit, point capital que je pense être en mesure d'éclaircir.

La cause morbigène, dont la présence sur le navire était devenue incontestable, ne pouvait être cherchée dans les conditions inhérentes au bâtiment lui-même, j'ai déjà dit de quelle perfection exceptionnelle elles étaient le modèle ; mais le chargement, en revanche, me parut exiger une scrupuleuse attention. A peine, en effet, ai-je été en possession de renseignements complets sur la nature du fret, sur sa provenance et sur les particularités spéciales du cas actuel, que je n'ai plus conservé de doute sérieux sur la cause de notre épidémie.

A l'exception de quelques sacs de café, le chargement était entièrement composé de toisons de mouton et de peaux de bœufs desséchées : les toisons avaient été arrimées dans les cales d'avant et d'arrière ; les cuirs, au nombre de 4000, avaient été placés en partie dans les mêmes localités, et en partie dans la cale aux bagages. Les hommes qui avaient travaillé à l'arrimage de ces peaux avaient remarqué qu'elles émettaient dans le déplacement bien plus de débris qu'il n'est ordinaire; après l'opération du chargement, ces débris animaux et la poussière plus ou moins grossière qui se dégage toujours dans ce travail formaient sur les choses et sur les hommes une couche beaucoup plus épaisse que de coutume, et le nettoyage consécutif avait exigé un temps et un labeur tout à fait insolites. Ces faits exceptionnels n'avaient point inquiété; ils n'avaient pas même surpris, car on avait su alors qu'une partie du chargement n'avait été prête qu'au dernier moment, et que, pour en assurer le départ, on avait dû procéder à la dessiccation avec une rapidité inusitée. Ces cuirs de la dernière heure avaient été arrimés dans la cale aux bagages, et l'on s'expliquait encore par là l'odeur abominable qui se répandait dans le faux-pont, lorsqu'on ouvrait ce compartiment; cette odeur, semblable à celle qu'exhalent, en toute circonstance, des matières animales accumulées en dessiccation imparfaite, était toute différente de celle que produisent d'ordinaire les chargements de cette nature, lorsque la préparation en a été vraiment complète. Cette différence était journellement remarquée par tous les hommes que leur expérience mettait à même de faire cette comparaison. Les cuirs étaient donc, en partie du moins, mal préparés, mais ce n'est pas tout : une épizootie meurtrière régnait à la Plata sur les bêtes à cornes et sur les bêtes à laine ; je n'ai pu avoir de renseignements précis sur les caractères de cette maladie, mais la cause en a été unanimement attribuée à l'alimentation insuffisante, dont avaient souffert les bestiaux par suite de la disette des fourrages : c'était une maladie famélique. Or, il est notoire que, dans ces régions lointaines, les peaux des animaux malades ne sont point détruites, et qu'elles sont utilisées comme les autres pour l'exportation. Cela étant, on peut avancer avec une probabilité voisine de la certitude que notre chargement comprenait en proportion plus ou moins notable des peaux d'animaux frappés par l'épizootie. Il était difficile, on en conviendra, de trouver un ensemble de conditions plus fâcheuses; c'était assez déjà pour autoriser cette conclusion : des peaux mal préparées ou malsaines ont produit la maladie typhique de la *Gironde.* Il fallait bien admettre cette cause, puisque l'enquête la plus minutieuse ne faisait découvrir aucune autre influence suspecte; au surplus, ce n'est pas seulement la méthode par exclusion qui a dicté mon jugement, une preuve presque directe l'a imposé : je veux parler de la filiation des premiers cas, et de la limitation rigoureuse de la maladie à une certaine catégorie d'individus : en fait, ceux-là ont été affectés qui ont été plus directement et plus longuement exposés à l'influence des cuirs, soit en raison de leur travail, soit en raison de la situation de leur couchette.

Un dernier témoignage en faveur de mon diagnostic étiologique peut être déduit de l'efficacité des mesures de désinfection qui ont été ordonnées par le commandant de concert avec le docteur Bourcet et moi. L'ouverture quotidienne de la cale aux bagages a été supprimée, des jets d'acide phénique dilué ont été dirigés soir et matin sur le chargement suspect, et nous avons utilisé les cabines libres de l'avant pour isoler les malades qui étaient le plus gravement atteints; les autres ont été répartis dans les petites infirmeries du bord qui renferment de six à huit couchettes. Peu de jours après le début de ces mesures, nous avons eu la satisfaction de constater qu'il ne se développait plus de cas nouveaux.

Le nombre total des malades s'est élevé à 21, sur lesquels il y a eu 5 décès, 2 par suicide, 3 par les progrès naturels de la maladie.

Ici se termine la partie de mon exposé, relative aux incidents pathologiques de notre traversée; les propositions suivantes résument les enseignements qui découlent de ces faits :

I. Au point de vue nosogénique : des cuirs mal préparés ou provenant d'animaux malades peuvent provoquer chez l'homme une maladie infectieuse, dont la gravité varie depuis une simple atteinte légère jusqu'à une attaque rapidement mortelle.

II. Au point de vue pathologique : cette maladie, fébrile dès le début, tient à la fois de la fièvre typhoïde et du typhus exanthématique; pourtant elle est plus voisine de ce dernier, dont elle se rapproche étroitement par la précocité et les caractères spéciaux du délire, par l'éruption, par l'absence de détermination bronchique, et par les cas de *typhus levissimus* et de *typhus ambulatorius*. Cette maladie, pendant la durée de la traversée du moins (vingt jours), n'a pas paru transmissible d'homme à homme, elle n'a frappé que les individus qui avaient été directement soumis à l'influence morbigène; l'état sanitaire du reste de l'équipage et des passagers a été exceptionnellement satisfaisant.

III. Au point de vue thérapeutique : les stimulants, la quinine et les lotions froides ont paru les moyens les plus efficaces; les mesures de désinfection prises pour prévenir l'extension de la maladie ont eu une réelle utilité.

IV. Au point de vue de l'hygiène navale : la qualité du chargement doit être l'objet d'une réglementation et d'une surveillance rigoureuses. Quant aux toisons, quant aux cuirs, si justement qualifiés de *peaux vertes*, dont l'origine est toujours incertaine, et qui d'un moment à l'autre peuvent devenir dangereux, ils doivent être sévèrement interdits à bord des paquebots affectés au transport des voyageurs, notamment à bord des paquebots-poste. La proscription doit être absolue, sans atténuation possible.

II

MESSIEURS,

Ainsi que j'ai eu l'honneur de vous l'annoncer, la seconde partie de ma communication est relative au service sanitaire de Pauillac près Bordeaux (1). Le récit des mesures prises par la Santé pour les paquebots transatlantiques du Sud en général, et pour notre navire en particulier, l'histoire peu connue du fonctionnement intime du lazaret doivent avoir, selon moi, une réelle utilité, en révélant des usages qui appellent une réforme. Mais je tiens avant tout à déclarer qu'on ne doit chercher dans cet exposé aucune intention malveillante, aucune critique de parti pris. Mieux que personne, je connais l'activité et la compétence du digne inspecteur général des services sanitaires de France ; je sais également la vigilance bien intentionnée de l'administration, et pour ces motifs je ne puis supposer un seul instant qu'ils préfèrent le silence à la vérité ; je crois, au contraire, entrer dans leurs vues et servir leur désir

(1) Il est possible que quelques expressions dans cette seconde partie diffèrent de celles qui ont été lues ; s'il en est ainsi, la faute n'est pas mienne, car mon manuscrit a été enlevé à l'issue même de la séance, au lieu d'être laissé pendant vingt-quatre heures dans les bureaux à la disposition de la presse et de l'auteur, selon l'usage consacré. J'ai donc dû reconstituer mon travail de mémoire.

du bien, en faisant connaître des abus qui ne peuvent être bien appréciés que par des témoins oculaires.

Reportons-nous, messieurs, à l'état sanitaire de notre bord. Quelles mesures imposait-il? La question était complexe. Un premier élément, notre patente de santé, représentait la situation ordinaire des navires provenant de l'Amérique du Sud; — un second élément, l'épidémie typhique de notre bord, créait à notre paquebot une situation exceptionnelle. Voyons successivement ces deux points.

Notre patente de Buenos-Ayres et de Montevideo était nette. Notre patente de Rio-de-Janeiro était ainsi conçue : État sanitaire satisfaisant, on ne signale plus qu'un ou deux cas isolés de fièvre jaune. Notre patente du Brésil était donc brute de fièvre jaune, mais nous n'avions eu à bord pendant la traversée ni fièvre jaune confirmée, ni aucune maladie suspecte à cet égard. Sous ce rapport, notre navire était dans les conditions ordinaires des paquebots venant directement de Rio, sans autre escale brésilienne, pendant les épidémies de fièvre jaune.

Eh bien, que fait en pareil cas l'administration française, appliquant des règlements qui sont sans doute fort anciens? Elle inflige trois jours de quarantaine aux passagers, cinq à l'équipage et au navire. Cette mesure est-elle bonne? C'est là ce que je veux examiner.

La mesure est fausse pour les passagers, car il n'y a pas eu de fièvre jaune à bord, et depuis le départ de Rio, point d'origine de la patente, le minimum de la traversée, sans escale suspecte, est de dix-neuf jours; conséquemment cette mesure ne peut avoir pour origine qu'un oubli touchant la durée de l'incubation de la fièvre jaune; aussi, *dans les conditions spécifiées*, cette quarantaine n'existe-t-elle ni en Allemagne, ni en Angleterre, ni en Italie.

La mesure est également fausse pour l'équipage; il communique beaucoup moins que les passagers avec les ports d'escale, et en fait je ne vois aucune raison médicale qui puisse légitimer une différence entre ces deux catégories de personnes. La raison de cette différence ne peut être que celle-ci : le bâtiment fait deux jours de quarantaine de plus que les passagers, et l'équipage ne peut quitter le bord. Voyons donc ce que vaut cette mesure concernant le navire. Sur quoi a-t-elle pu être fondée? Uniquement sur ce fait qu'un bâtiment venant d'un port infecté de fièvre jaune conserve plus longtemps que les passagers l'aptitude infectante ; il n'y a pas d'autre raison possible. Cela étant, la mesure est mauvaise parce que la différence n'est pas suffisante. Fût-elle suffisante, la mesure serait encore mauvaise en raison de la manière dont on emploie ces deux jours. On devrait pendant ce temps-là décharger et désinfecter le navire, puisque c'est lui qu'on prétend purifier. Au lieu de cela que fait-on? Rien, absolument rien ; c'est du moins ce qui résulte des renseignements que j'ai pris moi-même à Bordeaux. Une fois les deux jours écoulés, le bâtiment est admis à la libre pratique, ayant exactement les mêmes propriétés nocives que quarante-huit heures auparavant.

Au total, pour l'équipage et le navire la mesure est illogique parce qu'elle est inutile ; pour les passagers elle est condamnable, parce que la durée de la traversée, *sans escale brésilienne*, dépasse le maximum de l'incubation de la fièvre jaune. Cette mesure n'a d'autre effet que d'éloigner de nous les passagers transatlantiques et portugais, au grand dommage de la ville de Bordeaux et des paquebots-poste français, que le gouvernement, par une étrange contradiction, soutient d'ailleurs d'une large subvention. Quiconque en effet est renseigné sur la quarantaine qui l'attend à Pauillac, alors même qu'il n'y a pas eu de fièvre jaune à bord, s'empresse de déserter la voie française, et de se rendre en Europe par les packets de Southampton ou de Liverpool, certain de trouver sur le sol d'Angleterre une libre pratique immédiate.

Ce n'est pas tout : cette mesure, injustifiable au point de vue médical, préjudiciable aux intérêts français, l'administration n'a pas le droit de l'imposer parce qu'elle n'a pas les moyens de l'exécuter.

Le lazaret de Trompeloup, près Pauillac, est absolument insuffisant pour le but à remplir; même lorsqu'il s'agit d'un seul paquebot, il ne peut guère loger que la moitié des passagers. A l'arrivée du navire, un commis de la Santé vient annoncer que le lazaret peut recevoir tant de passagers de première classe, tant de passagers d'entre-pont, et que le reste doit demeurer à bord pour y purger sa quarantaine ; cette déclaration est faite comme la chose la plus naturelle du monde, avec ce sans-façon qui distingue les autocrates inférieurs, lorsque, sachant leurs victimes sans protection dans le présent, ils les croient aussi sans recours dans l'avenir.

Que la quarantaine faite à bord soit un leurre, pour n'en rien dire de plus, cela est d'une entière évidence. Le navire est tenu pour infecté, si bien qu'on lui donne deux jours de quarantaine de plus qu'aux passagers, et c'est dans ce foyer présumé nuisible que les personnes qui ne peuvent trouver place au lazaret vont faire leurs trois jours de quarantaine ; où est la purification par changement de milieu? Il est bien clair qu'au bout des trois jours ces voyageurs sont tout aussi dangereux que s'ils n'avaient pas fait de quarantaine du tout, puisque le navire est tenu pour suspect encore deux jours de plus; et pourtant ils sont admis à la libre pratique en même temps que les quarantenaires du lazaret, et c'est le même vapeur qui emmène les uns et les autres de Pauillac à Bordeaux.

D'un autre côté, cette répartition des passagers en deux groupes est une révoltante injustice : ceux qui sont obligés de faire leur quarantaine à bord restent soumis à toutes les éventualités qui peuvent surgir sur le navire, sur le navire tenu pour infecté; si quelque incident pathologique suspect survient, ils sont, au bout de leurs trois jours de détention sur le navire, transportés à leur tour au lazaret, de sorte que ces étranges privilégiés font six jours de quarantaine au lieu de trois, sans parler du péril incontestable auquel l'administration les a. exposés en les obligeant, contraints et forcés, à rester dans un milieu déclaré par elle-même suspect et nuisible.

Cette violation flagrante des principes de l'équité et de la logique a, dans l'application, des conséquences qu'il faut également signaler.

La division forcée des passagers en deux catégories entraîne constamment des scènes regrettables. A peine la Santé a-t-elle fait connaître qu'elle peut recevoir tant de personnes au lazaret, et que les autres doivent rester à bord, que la situation du commandant et des officiers supérieurs devient vraiment intolérable; il n'y a pas de base possible dans cette division, qui est du plus pur arbitraire, et un capitaine demandait un jour avec raison si pour exécuter cet ordre injuste il devait prendre pour critérium la couleur des cheveux, faire descendre les bruns et garder les blonds, ou *vice versâ*. Ce qui est certain, c'est que la déclaration de la Santé est le signal d'une indescriptible confusion : on en est réduit à annoncer que les voyageurs désireux de descendre au lazaret doivent s'inscrire chez le commissaire du bord ; une course au clocher remplace alors les cris et les réclamations de tout à l'heure; bientôt la liste renferme la totalité des noms. Que faire? On y prend, en commençant par le premier inscrit, un nombre égal à celui qu'a fixé la Santé, et le reste, bon gré, mal gré, est condamné à rester à bord: c'est une question de force et d'agilité.

Autre détail, celui-ci à peine croyable.

A l'expiration des trois jours, un vapeur vient chercher les quarantenaires pour les transporter à Bordeaux; ceux qui ont fait leur quarantaine à bord passent directement du paquebot sur le vapeur. Eh bien, une fois passés, ils ne peuvent sous aucun prétexte communiquer de nouveau avec le navire ou avec l'équipage sous peine de partager leur sort, et de faire comme eux deux jours de quarantaine de plus. A cinq heures, par exemple, un passager est jugé bon à quitter le navire pour la libre pratique, il le quitte en effet; à cinq heures deux minutes il remonte un instant sur le bâtiment, et pour ce fait il est détenu comme suspect pendant deux jours de plus. Je mets au défi qu'on justifie par un prétexte acceptable ce singulier usage, où l'arbitraire le dispute à l'absurde.

En résumé, dans les conditions ordinaires que j'ai seules examinées jusqu'ici, paquebot venant directement de Rio-de-Janeiro, sans autre escale brésilienne, avec patente brute de fièvre jaune, mais sans fièvre jaune pendant la traversée, la quarantaine n'a pas de raison d'être ; ce n'est qu'une mesure préjudiciable aux intérêts français. Que si cependant l'administration veut maintenir cette quarantaine, elle le peut évidemment, à la condition toutefois qu'elle soit en état de traiter les passagers avec égalité, et de faire face à toutes les exigences qu'entraîne sa décision.

Cela dit sur les conditions ordinaires de l'arrivée à Pauillac, voyons ce qui a été fait dans la situation exceptionnelle que nous créait l'épidémie typhique de notre bord.

Abstraction faite de notre patente brute de fièvre jaune, élément négligeable qui, ainsi que je l'ai démontré, ne peut dans l'espèce justifier une mesure quarantenaire quelconque, nous nous présentions à Pauillac dans les conditions que voici : typhus à bord ; 2 décès douze jours avant l'arrivée ; 1 décès soixante heures avant l'arrivée ; à l'arrivée 1 mourant, 2 malades gravement atteints, 6 malades dans un état plus ou moins sérieux ; la cause de la maladie étant dans le navire.

En cette situation qu'y avait-il à faire? Il n'est pas besoin de compétence médicale pour le décider, le simple bon sens suffit. Il fallait transporter les malades dans une infirmerie convenablement isolée ; il fallait descendre la totalité des passagers au lazaret, décharger les marchandises sur des chalans laissés en pleine eau, et soumettre le navire à une désinfection complète. Voilà ce qu'il fallait faire. Je ne pense pas qu'il puisse y avoir un doute sur ce point.

Cela étant, messieurs, écoutez ce qui a été fait, et vous verrez éclater la sagesse médicale et la paternelle sollicitude des ordres réglementaires.

La première décision de la Santé est celle-ci : On laissera les malades à bord. Excellent moyen de les guérir, n'est-ce pas, et de prévenir l'extension du mal, que de les laisser dans le milieu infecté. Si encore on avait débarqué la totalité des passagers et les marchandises, de manière à effectuer la *séparation nécessaire entre le sain et le malade*, l'une au moins des lois de la prudence eût été respectée ; mais l'administration, en son omnipotence, rend des arrêts sans souci des moyens d'exécution, et après cette lumineuse décision touchant les malades, il fallait compter avec l'insuffisance du lazaret.

Si notre paquebot eût été seul, l'établissement aurait pu recevoir plus de la moitié des passagers, mais la conjoncture était plus complexe, et cette complexité est de règle au moins deux fois par mois. Quelques heures après nous devait arriver le *Puño*, venant également de la Plata et du Brésil ; comme tous les navires de la compagnie du Pacifique, ce bâtiment ne touche à Pauillac que pour y laisser les voyageurs à destination de Bordeaux, et il repart aussitôt pour Liverpool, son port d'attache. Pour tous ces navires donc, de même que pour les vaisseaux allemands, il ne peut être question de faire faire à bord une quarantaine illusoire ; il faut, ou bien recevoir tous les passagers au lazaret, ou bien leur donner libre pratique. C'est là en bonne conscience ce qu'on eût dû faire ce jour-là, car le *Puño* n'avait pas eu de malades pendant la traversée, sa patente de Rio était nette de la part de l'autorité brésilienne, nette de la part du consul anglais, brute de la part du consul français, dans les mêmes termes que la nôtre. L'obligation que je signale était d'autant plus étroite que l'état sanitaire de notre navire imposait un débarquement aussi complet que possible ; mais la routine réglementaire ne saurait fléchir pour si peu : aussi la Santé commence par réserver un tiers du lazaret pour le *Puño*, après quoi elle vient déclarer à la *Gironde*, dont la situation spéciale lui est parfaitement connue, qu'elle peut loger soixante passagers de première classe et soixante-quinze d'entrepont : c'était tout au plus la moitié. Cette décision est tellement condamnable que jusqu'au dernier moment je doute de son maintien ; ce doute était trop d'honneur, et dans l'après-midi la mesure est exécutée.

Ainsi, les malades laissés à bord dans les trous qui leur servent d'infirmerie et dans le foyer infecté, une notable partie des passagers laissés à bord en contact avec les malades et avec les causes infectantes, alors que le navire n'est plus épuré par le courant d'air résultant de sa marche, et stationne au milieu de la Gironde sous un soleil brûlant, voilà ce qu'a fait, ce qu'a osé faire la Santé de Pauillac. Et tout cela pourquoi? Parce que l'administration de je ne sais quelle époque, dédaigneuse des intérêts les plus respectables, a commis l'imprudence d'édicter des règlements sanitaires, avant d'avoir les moyens de les appliquer conformément aux lois de la médecine et de l'hygiène internationales.

Il est également regrettable que les directeurs locaux des services sanitaires n'aient point un certain droit d'initiative; ils pourraient alors, dans chaque cas donné, prendre les mesures les plus convenables, au lieu d'en être réduits à appliquer servilement et machinalement la lettre du règlement.

Je suis persuadé, ou plutôt je suis certain, que si M. le docteur Berchon, l'honorable directeur du service sanitaire de Pauillac, avait eu une entière liberté d'action, il n'eût point adopté les mesures injustifiables dont vous avez entendu l'exposé, et l'événement du reste l'a prouvé ; car pour tout médecin éclairé il y avait mieux à faire, même étant donnée l'insuffisance du lazaret. Entre deux méthodes il fallait choisir la moins mauvaise : par conséquent, transporter les malades dans une infirmerie convenablement isolée dans le sens médical du mot, débarquer l'équipage au lazaret, et pour pouvoir remplir cette indication fondamentale, donner libre pratique aux passagers dont l'état sanitaire est parfait, voilà ce qu'il fallait faire. On ne peut objecter que la libre pratique donnée aux passagers fût un danger pour le pays, car ce danger était le même avec les trois jours de quarantaine : en effet, nous arrivons avec une maladie typhique en plein développement à notre bord, et trois jours sont bien loin d'épuiser notre aptitude infectante. La situation était donc identique dans les deux cas, et la méthode que je propose avait sur l'autre l'avantage d'éviter à l'administration quarantenaire les trois fautes les plus dangereuses qu'un service de santé puisse commettre, savoir :

1° *Laisser les malades dans le foyer morbigène.*

2° *Contraindre une notable partie des passagers à rester en contact avec les malades dans le milieu infecté.*

3° *Rapprocher dans une même enceinte les passagers de la* Gironde *entachés de typhus, et les passagers du navire anglais dont l'état sanitaire est irréprochable.*

Dès notre arrivée à Pauillac, avant que la Santé eût fait connaître sa décision, j'avais fait parvenir à M. le docteur Berchon une lettre dans laquelle j'insinuais l'opportunité du débarquement immédiat des malades et de la libre pratique pour les passagers ; mais je ne faisais qu'effleurer le sujet, certain que ce serait précisément là la méthode adoptée, et reculant devant l'indiscrétion d'une intervention toute spontanée. Lorsqu'une ou deux heures plus tard, je pus constater à quel point je m'étais trompé, ma surprise fut au comble, et ma stupeur devint de l'indignation, lorsque vers la fin du jour je vis arriver au lazaret les passagers immaculés et inoffensifs du *Puño.*

Plus tard, je suis informé par lettre (car le personnel médical et administratif du lazaret appartient à la secte des Invisibles), je suis informé, dis-je, que l'honorable directeur est convaincu comme moi de l'urgente nécessité d'évacuer le lazaret, afin de pouvoir décharger le navire, qu'il considère avec moi comme le vrai, le premier malade, et qu'il a commencé des démarches afin d'être autorisé à exécuter cette mesure. J'apprends ainsi, non sans admiration, que le prétendu directeur n'a sans doute aucun droit de direction, puisque dans des circonstances où la promptitude et l'indépendance des décisions sont indispensables, il est obligé d'en référer à des autorités éloignées, médicales ou non, je l'ignore, lesquelles, la compétence étant supposée, ne peuvent en aucune manière, vu la distance, juger exactement et rapidement de l'état des choses. Aussi, ce jour-là le *statu quo* est maintenu. Dans la nuit suivante, un nouveau décès a lieu à bord, et sous la pression de cet événement, dont la brutalité est plus puissante que ne l'avait été la logique médicale, on commence à croire à distance à l'opportunité de la mesure proposée, et dans la journée les efforts si rationnels de M. Berchon, étayés de ma propre opinion (1), sont enfin couronnés de succès; le soir, vers six heures, deux vapeurs viennent nous chercher, nous et les passagers du navire anglais, pour nous emme-

(1) M. Fauvel, qui a cru devoir faire intervenir une lettre privée dans un débat académique, et qui m'oblige ainsi à le suivre sur ce terrain, n'a pas compris : premièrement, que mes rapports personnels, rapports de pure courtoisie, avec M. le docteur Berchon n'ont rien à voir dans la question; — secondement, que ma lettre et l'approbation qu'elle renferme se rapportent, non pas aux mesures du début, mais aux mesures secondaires qu'a prises M. Berchon, lorsqu'il fut frappé lui même des conséquences désastreuses que pouvaient avoir les décisions initiales. Cette approbation répondait à une demande de M. Berchon, qui m'avait fait savoir que mon opinion pouvait lui être utile.

Au surplus, voici dans son entier la lettre de mon honorable confrère :

« Pauillac, le 7 août 1874.

» Bien cher confrère,

» Je regrette bien de n'avoir pu faire davantage pour vous et les personnes que M. d'Araujo m'avait désignées, mais vous ne sauriez dire les tracas du double arrivage, et surtout de celui de l'anglais, annonçant 40 personnes à débarquer et en versant 97.

» Si vous saviez, d'autre part, tout ce que j'ai fait, d'accord avec le Préfet, pour changer ce qu'il y a de déplorable et d'insuffisant au lazaret, vous comprendriez mon regret de n'avoir pu causer un peu avec vous.

» Pour aujourd'hui, je fais depuis ce matin et même depuis hier des efforts considérables pour vous laisser tous partir, j'espère y réussir, mais cela ne dépend pas absolument de moi. Il faut que les compagnies arrivent avec leurs transports. Il faut que la douane vous autorise à quitter le lazaret. J'ai attendu à Pauillac jusqu'à une heure et demie. Rien n'est arrivé malgré mes demandes réitérées. Mais je crois qu'on arrivera vous chercher ce soir, et si je puis, je vous faciliterai le départ, soit par le train de quatre heures, soit par le vapeur. Je vous aviserai sans aucun retard.

» Je vous remercie de vos renseignements sur les cas observés à bord. Est-ce bien la fièvre typhoïde? Le rapport du docteur est bien peu net.

» Encore un mort cette nuit, un domestique; je voudrais pouvoir faire descendre le plus de monde possible de la *Gironde* après votre départ.

» Un mot de vous, votre opinion, me seraient certainement très-utiles.

» Très-pressé, je vous prie, etc.

» Berchon.

Cette opinion que M. le docteur Berchon me faisait l'honneur de me demander

ner hors du lazaret, où nous n'aurions jamais dû entrer. Pourtant, c'est le lendemain, 8 août, seulement, que les malheureux passagers restés à bord sont débarqués au lazaret, où on leur fait faire encore deux jours de quarantaine, de sorte que ceux-là ont dû subir une détention de cinq jours, sans parler du péril incontestable auquel les a exposés leur séjour forcé sur le paquebot.

La conduite tenue à l'égard des malades dépasse toute

comme un appui, et qui était entièrement conforme à celle qu'il s'efforçait alors de faire triompher, je l'ai consignée dans une lettre que je me suis empressé d'envoyer à mon confrère. Naturellement je n'ai pas fait une copie de cette lettre, et je ne puis la reproduire, mais le paragraphe principal a été publié par M. Berchon lui-même, dans le journal *la Gironde* du 16 août 1874, à l'appui de la détermination si rationnelle qu'il avait prise secondairement. Quelques fragments de la communication adressée par l'honorable Directeur au journal de Bordeaux, seront ici tout à fait à leur place : « La seule chose exacte du récit de votre abonné, écrit M. Berchon, est l'in-
» suffisance du lazaret ; insuffisance qui a été l'objet d'études sérieuses de la part
» du conseil sanitaire du département et de commissions spéciales ; insuffisance à
» laquelle le ministère s'est efforcé de remédier, cette année même, par la construc-
» tion d'un pavillon spacieux, mais qui est loin de répondre encore aux besoins très-
» urgents de la navigation actuelle.
» Quant aux mesures prises par le directeur, et que votre abonné trouve naturel-
» lement absurdes et dangereuses pour la population de Bordeaux, il m'appartient moins
» qu'à personne d'en apprécier ici la valeur. Je déclare seulement que j'en accepte
» nécessairement toute la responsabilité, et je suis heureux de pouvoir, à leur sujet,
» donner la parole à l'un des professeurs les plus distingués de la Faculté de Paris.
» Je transcris textuellement ce que m'écrivait, précisément sur ce point, et *pendant*
» *la quarantaine qu'il subissait*, l'éminent docteur Jaccoud :

« Ce que vous avez fait, dans le cas présent, était d'une opportunité absolue, et vous l'avez très-sagement prescrit. *C'est le navire qui est malade*, et le parfait état sanitaire des passagers pendant la traversée et depuis l'arrivée au lazaret est encore un argument en faveur de notre libre pratique. »

« Je crois pouvoir me borner à cette citation, aller plus loin serait entrer dans
» une discussion médicale théorique et pratique qui dépasserait les bornes d'une
» lettre. »

Je ne pense pas qu'après la lecture de ces documents, il puisse rester un doute sur la véritable portée de l'approbation contenue dans ma lettre. Quant aux remercîments adressés par moi à mon honorable confrère, ils n'ont rien à faire ici, je le répète, et ils ne peuvent en aucune façon me mettre en contradiction avec moi-même, puisque mes critiques, s'élevant au-dessus de toutes les questions de personnes, n'ont porté que sur les règlements sanitaires et sur l'organisation de l'établissement où ils reçoivent leur application.

prévision : le navire arrive le 5 août, le dernier groupe de passagers quitte le lazaret le 10 août au matin, et c'est le 12 seulement que les malheureux patients sont transférés à l'infirmerie. Encore a-t-il fallu pour cela les instances réitérées de M. le docteur Bourcet, médecin du bord; voici ce qu'il écrivait dès le 7, à M. Berchon : « *Il n'y a pas encore eu de cas de transmission, mais s'il en survenait, je n'hésiterais pas à les attribuer aux mesures sanitaires qui nous forcent à garder à bord des malades et des passagers.* » L'un des malades a succombé le 15 août, trois jours après l'arrivée à l'infirmerie.

Je ne sais rien touchant le sort des autres patients et des passagers débarqués avec eux; mais ce que je sais, c'est qu'on a poussé l'incurie à ce point, qu'on n'a pas utilisé le temps de notre séjour au lazaret, pour décharger et purifier nos bagages, de sorte qu'à notre arrivée au quai de Bordeaux, le vendredi 7 août, à dix heures du soir, il nous est signifié que les bagages n'ayant pas été descendus à terre en même temps que nous, ils ne pourront nous être remis que le lundi, à dix heures du matin; de là une nouvelle station forcée de soixante heures à Bordeaux, par suite d'une négligence dont rien, absolument rien, ne peut atténuer la gravité; c'est une atteinte arbitraire à la liberté des voyageurs. Le lundi matin, 10 août, en effet, la remise des bagages est effectuée, et je puis enfin quitter Bordeaux, emportant de cette triste odyssée le sentiment d'un devoir urgent, celui d'exposer au grand jour les fautes de tout genre dont j'ai été le témoin.

Malheureusement ma tâche n'est pas encore terminée, et je dois maintenant faire connaître l'organisation intérieure du lazaret, et le traitement qui y attend de malheureux voyageurs, qui n'ont commis d'autre crime que de choisir la France pour point de débarquement, au lieu de prendre terre en Allemagne ou en Angleterre. Mais il va de soi que pour apprécier exactement ces choses, il ne suffit pas de faire au lazaret vide une visite d'apparat, il faut l'étudier, il faut en jouir en son état d'activité fonctionnelle; alors seulement il est permis de juger.

J'ai signalé déjà l'insuffisance du lazaret eu égard au but à remplir : cette insuffisance ne permet pas la pratique efficace et régulière de la quarantaine ; cette insuffisance ne permet pas la séparation convenable des passagers des divers navires, de sorte que des voyageurs, infectés de typhus par exemple, sont à l'occasion réunis à des individus entachés de choléra ou de fièvre jaune ; ce manque de place ne permet pas de traiter les passagers avec égalité ; ce défaut d'espace, enfin, aggravé par la mauvaise distribution des logements, a pour conséquence dernière la promiscuité des sexes. Il y a quelques cabinets à un lit, mais à cette exception près, les chambres sont à trois lits ; or, j'ai vu de mes yeux une chambre de ce genre occupée par un ménage composé du mari et de la femme, et par une dame qui n'avait avec ces personnes aucune relation de parenté. Moi-même qui voyageais avec ma femme, j'aurais eu à subir le même sort, si notre compagnon de voyage, M. le marquis de Valois, consul de France à Rio, n'avait eu la courtoisie de s'accommoder d'un cabinet-couloir, où il y avait à peine place pour un lit. Dans une chambre de trois lits, voisine de la nôtre, étaient entassées six personnes, savoir le comte de Baepindi, sénateur de l'empire du Brésil, la comtesse sa femme, deux filles, dont l'une âgée de dix-huit à vingt ans, une gouvernante et une négresse ; le sol était jonché de matelas, et ce n'est que sur mes énergiques représentations, qu'un employé a fini par faire coucher la gouvernante et la négresse dans une espèce de hangar. Cette famille appartient à la plus haute société de Rio, elle n'était jamais venue en Europe, et je ne puis dépeindre sa douloureuse stupéfaction en se voyant reçue de la sorte à son premier pas sur la terre de France. D'autres familles, non moins distinguées de la Plata et du Brésil, ont eu à souffrir des mêmes traitements, et la conséquence, on le devine, c'était un serment bien sincère pour elles et pour leurs amis de ne jamais reprendre à nouveau la voie française.

Je passe sur ce qui représente le mobilier de ces chambres dénudées, mais je dois signaler l'horrible saleté de toutes ces localités; du reste, on est amené à croire qu'elle est voulue, et qu'elle fait partie d'un système spécial de purification quarantenaire, quand on entend assigner à chaque personne une seule serviette de toilette pour trois jours; quand on constate que si l'on veut avoir sa chambre et son lit faits, il faut les faire soi-même; quand on reconnaît, enfin, que si l'on veut avoir de l'eau dans sa chambre, il faut aller la chercher de ses mains; je me vois encore me rendant deux fois par jour à la fontaine avec mes amis, le marquis de Valois et le baron Cavalchini, ministre d'Italie à Rio-de-Janeiro.

Passons au réfectoire. Il est établi dans un hangar étroit, construit en bois, et recouvert de toiles goudronnées mal jointes, de sorte que les jours de pluie l'eau pénètre librement à l'intérieur; le linge de table, le service, tout est également repoussant; la saleté de ce lieu nauséabond n'a rien à envier à celle des autres parties de l'établissement. Je ne dis rien de la qualité des aliments; mais j'en affirme l'insuffisance, insuffisance préméditée, que démontrent l'exiguïté des plats présentés et l'ordre donné aux garçons de servir eux-mêmes les voyageurs. L'alimentation des quarantenaires est l'objet d'une adjudication à forfait, et une semblable imprudence ne peut avoir d'autre résultat. Or, pour jouir de cette installation confortable et de ce service attentif, chaque passager de première classe paye au lazaret 12 francs par jour, savoir 2 fr. pour le lit et 10 fr. pour la table. Il est vrai que le tarif réglementaire est de 7 fr. pour la nourriture; mais, par je ne sais quelle tolérance, le restaurateur est autorisé à avoir deux prix, l'un de 7 francs, l'autre de 10; et sans vergogne aucune il fait savoir aux passagers, à leur entrée au lazaret, que la table de 7 francs n'est guère acceptable; je le crois sans peine, puisque toutes les remarques précédentes concernent la table dite supérieure. On peut concevoir, après cela, la situation des passagers de deuxième et de troisième classe.

Telle est, messieurs, l'organisation intérieure de cet établissement, où il n'y a pas une femme pour le service des dames; voilà, je le dis avec confusion, comment sont traités, à la porte de Bordeaux, sous prétexte de purification sanitaire, les voyageurs transatlantiques qui commettent la faute, bien lourde, il faut le croire, d'aborder l'Europe par la terre de France (1).

Je devrais maintenant, pour être complet, signaler l'exploitation multiforme des voyageurs par les employés (2), mais ce sujet n'est point digne de l'Académie ; je passe et je conclus.

Dans les conditions ordinaires, c'est-à-dire paquebots *directs* venant de Rio avec une patente brute de fièvre jaune, mais sans fièvre jaune pendant la traversée, les mesures quarantenaires imposées par l'administration sont injustifiables au point de vue médical ; elles sont illusoires au point de vue de la protection ; elles sont iniques au point de vue de la division forcée des voyageurs ; elles sont condamnables au point de vue du rapprochement qu'elles établissent entre les passagers des divers navires. — Dans notre cas particulier, les mesures *prises au début* ont été les plus mauvaises, les plus dangereuses qui puissent être conçues ; il est impossible de trouver une faute à ajouter à toutes celles qui ont alors été commises. — Quant au lazaret, il est le digne organe d'une semblable réglementation : insuffisant pour le but à remplir, dangereux par les conséquences de cette insuffisance, inha-

(1) La lettre précédemment citée de M. Berchon formule contre le lazaret de Pauillac une condamnation aussi absolue que la mienne : « Si vous saviez, m'écrit mon honorable confrère, tout ce que j'ai fait de concert avec le Préfet, pour changer *ce qu'il y a de déplorable et d'insuffisant dans le lazaret.....* »

(2) Cette assertion est de celles auxquelles le rapport a adressé le reproche de « regrettable légèreté », et pour lesquelles M. Fauvel a risqué la qualification de calomnieuses. Cette épithète est incivile et ne mérite pas de réponse ; le reproche du rapport est plus parlementaire, mais il m'oblige à maintenir mon affirmation dans son entier, et à citer les faits à l'appui. Entre plusieurs, en voici deux qui seront sans doute jugés suffisants : Nous avons couché deux nuits au lazaret, et l'on nous en a fait payer trois. — Le restaurateur a réclamé trois jours de pension, quoiqu'il n'ait eu à fonctionner que pendant deux jours et demi. Mon ami M. de Valois et moi nous nous sommes refusés à subir cette nouvelle vexation, mais la plupart de nos compagnons se sont exécutés, probablement pour éviter la discussion qu'ils nous avaient vus soutenir.

bitable en raison de la saleté et de l'absence de service intérieur, inconvenant par la mauvaise répartition des logements, odieux par l'exploitation impudente des voyageurs, le lazaret de Pauillac est une honte pour notre pays, et quiconque le connaîtra réellement, s'associera de plein cœur à cette condamnation. Je ne sais pas transiger avec la vérité, et en portant cet appel à l'imposante tribune de l'Académie, je remplis un devoir de conscience comme médecin et comme Français ; aux autorités compétentes incombe le devoir, non moins impérieux, de remédier à une situation qui est un dommage pour la France, et qui nous fait rougir devant l'étranger.

FIN

PARIS. — IMPRIMERIE DE E. MARTINET, RUE MIGNON, 2

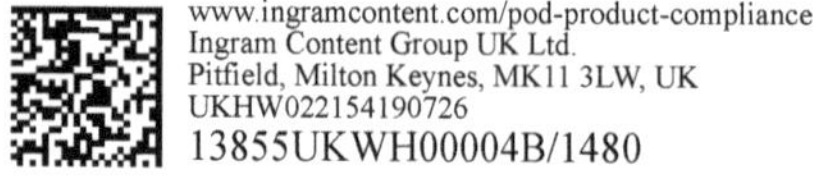
www.ingramcontent.com/pod-product-compliance
Ingram Content Group UK Ltd.
Pitfield, Milton Keynes, MK11 3LW, UK
UKHW022154190726
13855UKWH00004B/1480

9 782013 052658